Erfahrungen mit der antihomotoxischen Therapie in der Pädiatrie

Einführung in die Pädiatrie
und Homotoxikologie

Klinische Fälle aus der Pädiatrie

Wichtige klinische Schwerpunkte
in der Pädiatrie

Dr. Ivo Bianchi

D1719131

 Aurelia-Verlag · Baden-Baden

1. Auflage 1993 (Übersetzung aus dem Englischen)
ISBN 3-922907-33-4
Copyright 1993 by Aurelia-Verlag, Baden-Baden.
Alle Rechte, besonders die Übersetzungsrechte, vorbehalten.
Aurelia-Verlag GmbH, Ruhrstraße 14, D-76532 Baden-Baden
Satz und Druck: KOELBLIN Druck + Verlag, Baden-Baden
Printed in Germany

Inhalt

Klinische Erfahrungen mit der Homotoxikologie in der Pädiatrie

Pädiatrie und Homotoxikologie

Das Studium der Kinderkrankheiten ist sicherlich eines der wichtigsten Gebiete der medizinischen Praxis, sowohl wegen der Rolle, die Kinder in unserer Gesellschaft spielen, als auch wegen des ausgeprägt guten Ansprechens der Kinder auf homöopathische und antihomotoxische Arzneimittel.

Heutzutage sollte die besondere pathologische Situation von Kindern nochmals genau durchleuchtet werden; denn aufgrund des allzu häufigen Einsatzes von Antibiotika, Kortisonpräparaten und anderen hochwirksamen und damit potentiell schädlichen Substanzen sowie der heute üblichen Vielzahl von Impfungen sind in diesem Bereich tiefgreifende Veränderungen eingetreten.

Insofern sind Abhandlungen über Pädiatrie, die vor zwanzig Jahren geschrieben wurden, heute sicherlich überholt, da das klinische Bild vieler Kinderkrankheiten sich nachhaltig gewandelt hat.

Dies ist für die Allopathie, die stets nach neuen Antibiotika und neuen Medikamenten zur Bekämpfung „neuer Krankheiten" sucht, ein großes Problem. Dieser Ansatz bedingt nämlich immer häufiger schwere Schäden der Zellstrukturen, die bei Kindern besonders empfindlich sind.

Es ist kein Zufall, daß sich schwere Erkrankungen und degenerative Veränderungen bei Kindern in letzter Zeit häufen, und zumindest in den Industrieländern bei jungen Erwachsenen ein beträchtlicher Rückgang der Fruchtbarkeit zu beobachten ist.

Derzeit können wir die Folgen tief wirkender Allopatika auf das menschliche Leben als Ganzes noch nicht absehen, da die in den 60er Jahren geborenen Kinder noch jung sind; es wird interessant zu sehen, ob diese Generation, die im engen Kontakt mit Chemie und Umweltverschmutzung aufgewachsen ist, tatsächlich ein höheres Durchschnittsalter bei besserer Gesundheit erreicht.

Die Allopathie stützt sich allein auf das bereits eingetretene krankhafte Ereignis und den Erreger, ohne die individuelle Konstitution jedes einzelnen Kindes und seine ganz persönliche Form der Reaktion zu berücksichtigen. Organische Konstitutionen und die spezifische immunologische Reaktion einer Struktur sind nicht unbegrenzt, selbst wenn sie nicht einmalig sind; deshalb wäre selbst ein nur summarischer Überblick über die konstitutionelle Situation auch beim allopathischen Therapie-Ansatz sehr interessant und würde die Verwendung hochwirksamer Medikamente erlauben, die uns heute zur Verfügung stehen, etwa Immunstimulanzien und Hormone.

Homöopathie und Homotoxikologie gehen in der Pädiatrie von völlig anderen Gesichtspunkten aus:

– Von herausragender Bedeutung ist die Stimulation der körpereigenen Abwehrkräfte, die in jedem Fall zur Vorbeugung und Behandlung aller Krankheiten beiträgt, viele Krankheiten sind Folge einer Schwächung der Abwehrmechanismen.

– Es wird sehr auf all die chemischen, toxischen und impfbedingten Schäden geachtet, die eine Schwächung der Abwehr bedingen können, und es wird immer ein bestimmtes Heilmittel für diese Störung empfohlen, die so fundamental für die Pathogenese ist und doch von der Allopathie so konsequent übersehen wird.

– Außerdem ist es sehr wichtig, daß man die Konstitution des Patienten und seine Disposition zu bestimmten Krankheiten erkennt, selbst wenn dies in den Augen der Schulmedizin ein altmodisches Konzept ist; aber mit Homöopathie und Homotoxikologie kann die Disposition des Körpers erheblich beeinflußt werden.

– Fast alle Krankheiten können mit natürlichen Heilmitteln behandelt werden. Nach meiner Erfahrung ist die Verwendung homöopathischer Verdünnungen die sicherste Methode der natürlichen Heilkunde. Die Homotoxikologie ist der einfache Weg zur Homöopathie, denn dabei braucht der Arzt nicht speziell in klassischer Homöopathie ausgebildet und erfahren zu sein. Es gibt nämlich bereits ein gutes, umfangreiches Angebot an Arzneien, die anhand der korrekten klinischen Diagnose problemlos verordnet werden können.

Darüber hinaus wissen wir, daß die Körperstruktur, je jünger sie ist, um so besser auf Stimulationen reagiert, also auch auf Therapeutika. Wir wissen aber auch, daß diese empfindliche Struktur durch falsche Präparate gestört werden kann.

Die Wirkung einer antihomotoxischen Therapie in der Pädiatrie

– Stimulation der Immunabwehr
– Ausschleusen von pharmakologischen Toxinen und Umweltgiften
– Spezifische Stimulation konstitutioneller Faktoren

Allzu oft sehen wir uns heutzutage mit merkwürdigen, schwerwiegenden klinischen Problemen konfrontiert, die mit einem therapeutischen Ansatz in Verbindung stehen, der bestenfalls als oberflächlich bezeichnet werden muß. Das Problem besteht darin, daß bei einigen Präparaten wie beispielsweise Antibiotika die negativen Folgen schon bald sichtbar werden, während bei anderen – beispielsweise Impfungen – die Folgen erst viel später auftreten können, so daß nur mit Mühe eine Verbindung zwischen beiden Ereignissen hergestellt werden kann.

Wir müssen dennoch anerkennen, daß Antibiotika eine großartige und für die Menschheit nützliche Entdeckung darstellen, doch dürfen wir diese starken „Waffen" nur äußerst vorsichtig und selektiv einsetzen. Sie können gelegentlich mit einer antihomotoxischen Therapie kombiniert werden, da Antihomotoxika bestimmte Reaktionen des Körpers stimulieren und so die Wirkung von Antibiotika bei schweren, lebensbedrohlichen Krankheiten unterstützen.

Wir müssen jedoch zugleich bereit sein, zur Bekämpfung der vielen Nebenwirkungen, die oft äußerlich nicht einmal deutlich zutage treten, bestimmte Antihomotoxika einzusetzen.

So kann eine Stimulation der Ausscheidung mit Lymphomyosot und Galium oder eine nachhaltige Entgiftung mit Präparaten wie Chinhydron-Injeel gut dazu beitragen, die Nebenwirkungen von Antibiotika zu bekämpfen.

Homotoxikologisch orientierte Ärzte wollen nicht dem gleichen Fehler verfallen, den Homöopathen gegen Ende des letzten Jahrhunderts begingen, indem sie sich weigerten, die neuen Entdeckungen der Schulmedizin anzuerkennen und sich zurückzogen. Sie leiteten damit eine Phase des Niedergangs ein, unter der die Homöopathie noch lange Zeit leiden sollte.

7

Im Gegensatz dazu beobachtet die Homotoxikologie die Fortschritte der medizinischen Grundlagenforschung durchaus mit Interesse und versucht zu verstehen, welche Auswirkungen deren Thesen auf die Homöopathie haben können.

Vor dem Hintergrund dieser Überlegungen führte Dr. Reckeweg aufgrund seiner genauen Kenntnis der biochemischen Vorgänge in der Zelle hervorragende Antihomotoxika ein, die eine katalytische Wirkung aufweisen. Seit einiger Zeit wird aufgrund des Nutzens der in der allopathischen Medizin eingesetzten Interferone bei einigen Viruserkrankungen diskutiert, ob man Interferon auch in homöopathischer bzw. homotoxikologischer Zubereitung verwenden könnte. Insofern ist die Homotoxikologie offen für wissenschaftliche Entdeckungen, sie erkennt den Nutzen von Antibiotika und Impfsera in bestimmten Situationen an, achtet aber dabei sehr aufmerksam auf die Folgen einer Therapie mit solchen Präparaten. Dies gilt vor allem für die Pädiatrie, denn hier tragen die Therapeuten eine schwere Verantwortung: Sie haben die Möglichkeit, die immunologischen Reaktionen des Patienten auf Krankheiten zu verbessern oder aber zu verschlechtern.

Aus der Perspektive der Homotoxikologie erkennen wir, daß die Erkrankungen ansonsten gesunder Kinder praktisch immer mit einer akuten Symptomatik einhergehen. Es handelt sich meist um die Reaktionsphase. In diesem Fall sollte besonders an Präparate gedacht werden, die speziell in dieser Phase wirksam sind, ohne die körpereigene Reaktionsfähigkeit herabzusetzen. Daneben ist es oft notwendig, auch ein Konstitutionsmittel auszuwählen und auf rezidivierende typische Symptome zu achten, um nicht nur zu heilen, sondern auch akute Rückfälle zu verhindern.

Typische Medikamente für akute Erkrankungen sind Composita-Präparate, typische Medikamente für die globale Ausrichtung der Therapie sind dagegen Nosoden, Katalysatoren und Einzelsubstanzen.

Nachfolgend werden wir ausgehend von der Anamnese eine Reihe von homöopathischen und antihomotoxischen Präparaten untersuchen. Darüber hinaus möchten wir einen Ansatz vorschlagen, der einige grundlegende konstitutionelle Aspekte berücksichtigt, und zugleich eine einfache Methode vorstellen, die auch von Ärzten angewendet werden kann, die über keine umfassenden Kenntnisse dieser speziellen naturheilkundlichen Richtung verfügen.

Vorteile antihomotoxischer Therapien in der Pädiatrie

- Relativ einfache Festlegung der therapeutischen Strategie
- Möglichkeit der Kombination mit allopathischen Therapien
- Möglichkeit der Kombination mit klassischen homöopathischen Therapien
- Wissenschaftliche Grundlagen der angewandten Homotoxikologie

Phasen der homöopathischen/homotoxikologischen Strategie bei Kindern

Homöopathische Anamnese

- Konstitutionelles Bild
- Auswahl des Simile-Präparates nach den Gesetzen der Homöopathie

Homotoxikologische Anamnese

- Aufstellen einer Hypothese zur Pathogenese
- Korrektes klinisch-diagnostisches Bild
- Pathobiographisches Bild anhand der Homotoxikosen-Tabelle

Ziele der homöopathischen/homotoxikologischen Untersuchung

Homöopathisches Bild

- Auswahl des Konstitutionsmittels
- Auswahl des Gewebe-Präparates

Homotoxikologisches Bild

- Auswahl des Entgiftungs-Präparates
- Auswahl der konstitutionellen Nosode
- Auswahl des allgemeinen homotoxikologischen Präparates
- Auswahl des spezifischen Gewebe-Präparates
- Auswahl des krankheitsspezifischen Präparates
- Auswahl der spezifischen Nosode
- Auswahl des spezifischen Katalysators
- Auswahl des spezifischen biochemischen Präparates

- Auswahl des spezifischen Chinons
- Auswahl des spezifischen Suis-Organpräparates.

Dabei stehen uns zahlreiche Präparate zur Verfügung, und obgleich davon nicht unbedingt jedes gewählt werden sollte, kann man doch sagen, daß bei schweren Krankheitsbildern auch die Zusammensetzung des Heilmittels komplexer sein sollte.

Manchmal reicht es, wenn man gesunden Kindern ein konstitutionelles Präparat zur Vorbeugung verordnet, aber in der Regel sollte die Prophylaxe auch ein Entgiftungsmittel, eine konstitutionelle Nosode und ein spezifisches homotoxikologisches Präparat mit breiter Wirkung beinhalten.

Es ist leicht zu erkennen, daß die Homotoxikologie in pharmakologischer Hinsicht klinisch genauer und komplexer als die Homöopathie ist. Sie ermöglicht es uns, eine Vielzahl selbst chronischer, degenerativer Erkrankungen anzugehen, die bisher immer als der Homöopathie nicht zugänglich galten. Darüber hinaus ist das klinische Bild beim homotoxikologischen Ansatz für aufgeschlossene Schulmediziner völlig durchschaubar und akzeptabel, selbst wenn sie ansonsten noch immer in den Kategorien der offiziellen Medizin denken.

In meiner Praxis behandelte Patienten
Kinder (17 %)
Erwachsene (83 %)

In meiner Praxis behandelte Kinder
Säuglinge und Kinder bis zu 2 Jahren (12 %)
Kinder zwischen 2 und 6 Jahren (40 %)
Kinder zwischen 6 und 12 Jahren (48 %)

Klinische Fälle aus der Pädiatrie

Im ersten Vierteljahr 1993 habe ich fast 100 Kinder behandelt. Sie machen zirka 20 % meiner gesamten Patientenzahl aus, und deshalb stellt die Pädiatrie für mich einen wichtigen Teil meiner Arbeit dar (sie ist ohnehin für jeden Arzt sehr wichtig, der im Bereich der Homöopathie und Homotoxikologie arbeitet).

10

Ich rechne damit, daß der Anteil an Kindern in der ärztlichen „biologischen" Praxis in Zukunft noch zunehmen wird, und zwar vor allem aus zwei Gründen:

1. Die Menschen werden sich immer mehr bewußt, daß viele Allopathika für Kinder schädlich und unnütz sind;
2. Für die Familien wird die medizinische Betreuung ihrer Kinder immer mehr an Bedeutung zunehmen.

Es ist interessant, die kleinen Patienten in Altersgruppen zu unterteilen, denn dabei werden die Chancen einer homotoxikologischen Therapie ab dem frühen Kindesalter deutlich.

Erste Gruppe: Säuglinge und Kinder bis zu 2 Jahren (12 %)

(23 Kinder unter 2 Jahren in folgender Aufteilung nach den Krankheitsbildern:)

- Erkrankungen des Verdauungstraktes   3
- Atemwegs- und HNO-Erkrankungen   8
- Neuropsychologische Erkrankungen   2
- Harnwegserkrankungen   2
- Hauterkrankungen   8

→ 7 der 23 Kinder aus den verschiedenen Erkankungsgruppen wiesen gesicherte allergische Erscheinungen auf.

Es muß allerdings darauf hingewiesen werden, daß Säuglinge nur selten von homöopathischen Therapeuten behandelt werden, da die Eltern meist lieber zu herkömmlichen Kinderärzten gehen. Auf die Naturheilkunde greifen sie nur dann zurück, wenn wichtige Gründe dafür vorliegen:

- wenn die Krankheit ihres Kindes von der Schulmedizin nicht geheilt werden kann,
- wenn verschiedene Allergien und Überempfindlichkeitsreaktionen gegen chemisch definierte Arzneimittel bestehen,
- wenn sie vom prophylaktischen Nutzen natürlicher Heilmittel überzeugt sind.

Diese Gründe muß man kennen, um Fragen der Eltern zufriedenstellend beantworten zu können:

- antihomotoxische Therapien führen oft eine radikale Heilung von Krankheiten herbei, die sonst nicht umfassend und spezifisch behandelt werden können (z. B. Hauterkrankungen, rezidivierende Infekte, Schlafstörungen etc.):

– Sie sind darüber hinaus die beste Behandlungsmethode für allergische Erkrankungen, die als Reaktionen gegen die Kumulation organischer Toxine angesehen werden müssen. Deshalb sollten solche Erkrankungen kausal behandelt werden.

– Diese Therapieform ist Teil eines umfassenden natürlichen Konzepts, das die individuelle Konstitution, die Ernährung und den allgemeinen Gesundheitszustand berücksichtigt.

Die Heilung, vor allem aber die Prophylaxe durch homöopathische bzw. antihomotoxische Therapien muß bereits im frühen Kindesalter eingeleitet werden, da in diesem Lebensalter die Grundlagen für eine ausgewogene physische und psychische Entwicklung gelegt werden.

Schon durch die Analyse dieser wenigen Fallberichte erscheint klar, auf welche Weise Kinderkrankheiten chronisch und schwerwiegender werden und Gewebeschäden verursachen, die sich in späteren Phasen nach der homotoxikologischen Tabelle bemerkbar machen. Deshalb ist es wichtig, daß die Therapie bereits früh die Symptomatik als Ganzes in Betracht zieht und auf eine generelle Wiederherstellung des organischen Gleichgewichts abzielt, ohne Symptome zu unterdrücken oder zu verlagern.

Kinderkrankheiten im Alter von bis zu 2 Jahren

Erkrankungen des Verdauungstraktes
Atemwegs- und HNO-Erkrankungen
Neuropsychologische Erkrankungen
Nierenerkrankungen
Hauterkrankungen

7 der 23 Kinder leiden an allergischen Erkrankungen

Fallbericht Nr. 1

Datum: 20. 3. 1991
Name: F. G., weiblich
Alter: 18 Monate

Grund für den Arztbesuch: Akutes Ekzem – Diagnose:

Endogenes Ekzem

Hautausschlag an Ellbogen, Handgelenken, Gesäß und Kopfhaut mit starker Rötung, dicker Krustenbildung und äußerst starkem Juckreiz.

Definition der Modalitäten, Umstände und Merkmale der Symptomatik:

Die Erkrankung trat zum ersten Mal im Alter von 40 Tagen auf, war zunächst nur leicht ausgeprägt und auf die Kopfhaut beschränkt (Milchschorf). Bei Abstillen und Ernährungsumstellung kam es zu einer deutlichen Verschlimmerung. Das Mädchen verträgt fast nichts, die Ernährung ist extrem eingeschränkt. Selbst einige wenige Vitamintropfen, die es während der ersten Lebensmonate bekam, verursachten eine lebhafte Hautreaktion. Die Nahrungsmittelunverträglichkeit zeigt sich in Form von Ausschlag und weichen, schlecht verdauten Stühlen bzw. sogar Durchfall.

Modalitäten der Schwangerschaft:

Während der Frühschwangerschaft hatte die Mutter dreimal hintereinander grippalle Infekte, die jeweils mit Antibiotika und Antipyretika behandelt wurden.

Stillen: Das Kind wurde bis zum 7. Lebensmonat ausreichend gestillt; normale psychische und physische Entwicklung.

Familienanamnese:

Vater:
– Alter: 30
– Krankheiten: allergische Rhinitis

Mutter:
– Alter: 29
– Krankheiten: gesund

Typische Familienkrankheiten: keine

Impfungen	Alter bei der Impfung	ggf. Reaktionen
Polio	3 Monate	Scheinbar gut vertragen
Tetanus		

Allergien:
- Überempfindlichkeit gegen Eier

Rezidivierende Erkrankungen:
Häufige Rhinitis, insbesondere bei kaltem Wetter

Psychische Probleme:
- nervöses, leicht reizbares Mädchen mit fast hysterischen Anfällen heftigen Weinens; plötzlicher Übergang zu Fröhlichkeit
- Melancholisches Temperament; introvertiertes Mädchen.

Therapeutisches Protokoll

Psorinoheel	Intestinales Basis-Präparat
	Abends 5–8 Tropfen
Diarrheel	bis zum Abklingen der Symptome
	Zweimal täglich 1 Tabl.

Alle nachfolgend aufgeführten Arzneien wurden einmal alle fünf Tage abends oral verabreicht (in den Mund gespritzt).

Natrium muriaticum Inj.	Konstitutionsmittel, gut gegen Allergien, insbesondere gegen Ei-Allergie
Tuberculinum Inj.	Familiäre Disposition zu Migräne, psychische Reizbarkeit, Allergie
Viola tricolor Injeel	Ekzeme der Kopfhaut mit Impetigo
Ac. fumaricum Injeel	Nahrungsmittelunverträglichkeit
Chinhydron Injeel	Toxische Arzneimittel in der Frühschwangerschaft
Cutis suis Inj.	Allgemeine Stimulation der Abwehrmechanismen der Haut.

Die Therapie wurde zwei Monate lang durchgeführt und bewirkte ein fast vollständiges Abklingen der Hautsymptome und eine sehr deutliche Verbesserung der allgemeinen psychischen Situation des kleinen Mädchens. Die Therapie wird noch einen Monat weitergeführt werden und dann im Sommer unterbrochen. Im Herbst wird sie für zwei Monate wieder aufgenommen und dabei ggf. einige Arzneien gegen „forte"-Präparate (= „forte-Injeele") ausgetauscht, die eher auf der Ebene der Gewebe ansetzen.

Zweite Gruppe: Frühe Kindheit (40%)

(35 Kinder im Alter zwischen 2 und 6 Jahren, in folgender Aufteilung nach den Krankheitsbildern:)

- Erkrankungen des Verdauungstraktes   3
- Atemwegs- und HNO-Erkrankungen   25
- Neuropsychologische Erkrankungen   2
- Hauterkrankungen   5

→ 10 der 35 Kinder aus den verschiedenen Erkrankungsgruppen wiesen gesicherte allergische Erscheinungen auf.

In dieser Altersgruppe wenden sich die Eltern häufiger an Naturheilkundler, weil sie es oft mit rezidivierenden Krankheitsbildern zu tun haben, vor allem mit Atemwegserkrankungen, die eine ständige Antibiotikagabe erfordern und dadurch die Kinder schwächen, ohne Rezidive zu verhindern. Meist suchen diese Eltern nach therapeutischen Alternativen und vor allem nach einer Erklärung für die ständigen Erkrankungen ihrer Kinder.

Der homöopathisch-homotoxikologisch ausgerichtete Arzt sollte…

- das akute Krankheitsbild behandeln, das häufig durch die kurz zuvor erfolgte Einnahme chemisch definierter Arzneimittel kompliziert wird, und damit zeigen, daß die homotoxikologische Therapie rasch und sicher wirkt.

- homöopathisch-homotoxikologische Präparate empfehlen, um Rückfällen mit einer gewissen Sicherheit vorzubeugen; diese Präparate sollten spezifisch sein.

- eine Konstitutionstherapie einleiten, um die körpereigenen Abwehrkräfte zu stärken und so möglichen Rückfällen vorzubeugen.

Kinderkrankheiten zwischen dem 3. und 6. Lebensjahr
Erkrankungen des Verdauungstraktes
Atemwegs- und HNO-Erkrankungen
Neuropsychologische Erkrankungen
Hauterkrankungen

10 der 35 Kinder leiden an allergischen Erkrankungen

15

Fallbericht Nr. 2

Datum: 10. 4. 1987
Name: B. G., männlich
Alter: 5 Jahre

Grund für den Arztbesuch: Rezidivierende Bronchitis – Diagnose: Asthmoide Bronchitis

Den ganzen Winter über leidet das Kind unter Husten und Katarrh, gelegentlich Dyspnoe, vor allem gegen Abend und an naßkalten Tagen. Die Erkrankungen beginnen immer als einfache Erkältung und entwickeln sich unweigerlich zu Bronchitiden: zweimal im Laufe der davorliegenden zwei Jahre hatte sich die Erkrankung zu einer Bronchopneumonie der rechten Lungenbasis verschlimmert.

Definition der Modalitäten, Umstände und Merkmale der Symptomatik:

Die Krankheit trat zum ersten Mal im Alter von drei Jahren auf, als das Kind in den Kindergarten kam. Innerhalb weniger Monate machte der Junge nacheinander Masern, Scharlach und Mumps durch, sechs Monate später Windpocken. Er nahm viele Medikamente ein. Im Alter von 4 Jahren wurden nach vier im Abstand von zwei Wochen aufeinanderfolgenden Tonsillitis-Erkrankungen die Rachenmandeln entfernt.
Deutliche Besserung im Sommer und wenn er zu Hause bleibt.
Bei der Untersuchung stellte ich Wucherungen fest. Der Junge schwitzte leicht nach körperlichen Anstrengungen. Beim morgendlichen Aufwachen sind die Augen mit gelblichem Sekret verklebt.

Modalitäten der Schwangerschaft:

Normale Schwangerschaft

Stillen:

Flaschenfütterung; Auftreten von diffusen erythematösen Hautausschlägen am ganzen Körper sowie Husten mit Katarrh bei Gabe von Kuhmilch. Die Symptome klangen nach Absetzen der Milch ab.

Familienanamnese:

Vater:	Mutter:
Alter: 35	Alter: 30
Krankheiten: gesund	Krankheiten: rezidivierende Rhinitis, Uterus-Fibrom

Typische Familienkrankheiten: keine

Impfungen	*Alter bei der Impfung*	*ggf. Reaktionen*
Polio	3 Monate	7 Tage Hautausschlag
Tetanus		

Allergien:

Überempfindlichkeit gegen Eier

Rezidivierende Erkrankungen:

Häufige Otitis

Psychische Probleme:

- Das Kind ist eifersüchtig auf seine Brüder
  (ein jüngerer, ein älterer Bruder), sehr unruhig und jähzornig.
- Sanguinisches, extravertiertes Kind.
- Ißt alles und sehr gierig. Ziemlich fett.

Therapeutisches Protokoll

Pulsatilla compositum	Basis-Präparat
	2–3mal pro Woche 1 Ampulle p.o.
Dulcamara Hom.	Empfindlichkeit gegen naßkaltes Wetter
	Zweimal täglich 10 Tropfen
Echinacea compositum	Steigerung der körpereigenen Abwehrkräfte
	Einmal wöchentlich 1 Ampulle p.o.
Tartephedreel	Husten
	3–4mal täglich 8 Tropfen

Alle nachfolgend aufgeführten Arzneien wurden einmal alle fünf Tage abends oral verabreicht (in den Mund gespritzt).

Sulfur Injeel	Konstitutionsmittel, gut gegen Allergien, insbesondere bei Ei-Allergie
Medorrhinum Injeel	Familiäre Disposition zu rezidivierender Rhinitis
Morbillinum Injeel	Lockerer Husten, chronischer Katarrh
Tartarus stibiatus Inj.	Bronchialkatarrh, rezidivierende Bronchitis
Natrium sulfuricum Inj.	Asthmatoide Bronchitis, Verschlimmerung bei feuchtem Wetter

Natrium pyruvicum Injeel	Chronischer Katarrh, Nachwirkungen einer Tonsillektomie
Bronchus suis Inj.	Allgemeine Stimulation der bronchialen Abwehrkräfte

Die Therapie dauerte 3 Monate und führte zu einem vollständigen Verschwinden von Husten und Katarrh. Den Winter überstand der Junge bei guter Gesundheit ohne Bronchitis, allerdings mit einigen Erkältungen. Wenn die Symptomatik wieder auftritt, wird sie mit Echinacea compositum und einigen Tabletten Traumeel zum Abklingen gebracht. Als Basis-Präparat erhält er wöchentlich einmal Sulfur und bei Wetterwechsel, vor allem im Winter, alle 8 Stunden 8 Tropfen Dulcamara-Homaccord, bis die meteorologische Situation sich wieder bessert.

Dritte Gruppe: Spätere Kindheit (48%)

(48 Kinder im Alter zwischen 6 und 12 Jahren, in folgender Aufteilung nach den Krankheitsbildern:)

– Diverse Erkrankungen	4
– Atemwegs- und HNO-Erkrankungen	19
– Neuropsychologische Erkrankungen	12
– Hauterkrankungen	5
– Stoffwechselerkrankungen	3
– Angeborene Erkrankungen	2
– Nieren- und Harnwegserkrankungen	2
– Degenerative Erkrankungen und Krebs	1

→ 12 der 48 Kinder aus den verschiedenen Erkrankungsgruppen weisen gesicherte allergische Erscheinungen auf.

Die Eltern von Kindern dieser Altersgruppe wenden sich häufig an Naturheilkundler, da in diesem Alter oft degenerative Erkrankungen auftreten, die von der Schulmedizin nicht geheilt werden können. Auch in dieser Altersgruppe betreffen die meisten Erkrankungen die Atemwege und den HNO-Bereich. Die Kinder haben in diesem Alter weniger Probleme mit Wucherungen, während Probleme mit Rachenmandeln, Rhinosinusitis und Allergien (auch mit Augenbeteiligung) häufiger auftreten. Hautkrankheiten treten etwas seltener auf, während neuropsychologische Schwierigkeiten nicht zufällig zunehmen und es häufiger zu chronisch-degenerativen Erkrankungen kommt. Die pharmakologische Unterdrückung von Hauterkrankungen erhöht die Wahrscheinlichkeit für eine Verschlimmerung dieser Krankheiten durch psychologische Symptome und Verhaltensauffälligkeiten, die oft die Hauptsorge der Eltern solcher Kinder ausmachen. Die Eltern von Kindern mit Down-Syndrom oder anderen angeborenen Krankheiten wenden sich meist in diesem Alter an Naturheilkundler, nachdem Allopathika keine Besserung gebracht haben. Darüber hinaus beginnt in diesem Alter das Abwehrsystem zu versagen, zugleich kommen einige degenerative Erkrankungen vor allem bei Heranwachsenden zum Ausbruch.

In diesem Alter sollte der homotoxikologisch-homöopathisch orientierte Arzt...

– eine durchdachte homöopathisch-homotoxikologische Therapie einleiten, die den akuten Erkrankungen ebenso Rechnung trägt wie dem globalen psychischen Bild.
 Die Ursache der Krankheit sollte stets ermittelt werden: Es muß einen Grund geben für rezidivierende Tonsillitis, ein plötzliches Auftreten von Allergien und dergleichen. Zumindest eine Hypothese zur Pathogenese sollte aufgestellt werden.

– die Kinder von ihrer psychischen und neurovegetativen Verfassung und von ihrer Konstitution her beurteilen. Dies kann problemlos geschehen, da dem Arzt bei Patienten dieses Alters eine Vielzahl von Symptomen erkennbar sind. Das richtige Konstitutionsmittel kann einer tiefen Heilung ebenso wie der Prophylaxe dienen. Daneben sollten zusätzliche Präparate für etwaige weitere Krankheitserscheinungen ausgewählt werden.

Kinderkrankheiten zwischen dem 6. und 12. Lebensjahr
Degenerative Krankheiten und Krebs
Erkrankungen des Verdauungstrakts
Atemwegs- und HNO-Krankheiten
Neuropsychologische Erkrankungen
Hautkrankheiten
Stoffwechselkrankheiten
Angeborene Krankheiten
Nieren- und Harnwegserkrankungen

12 der 48 Kinder wiesen
allergische Erkrankungen auf.

Fallbericht Nr. 3

Datum: 5. 6. 1981
Name: L. M., weiblich
Alter: 11 Jahre

Grund für den Arztbesuch: Kopfschmerzen – Diagnose: Leichte geistige Retardierung

Stirnkopfschmerzen seit 5 Jahren, Lernschwierigkeiten. Es wurden zahlreiche klinische Untersuchungen durchgeführt, insbesondere:

- Neurologische Untersuchungen: Sie ist langsam bei korrekten Bewegungen
- Augen- und HNO-Untersuchung: o. B.
- Röntgenuntersuchung der Nasennebenhöhlen: o. B.
- Laborwerte: o. B.
- Allergietests: o. B.

Die psychologische Untersuchung ergab eine normale, allerdings ungleichmäßige Entwicklung mit etwas starrem Lernverhalten. Es fehlt deutlich an Selbstvertrauen und es besteht eine starke Abhängigkeit von der Umgebung.

Allopathische Ärzte verschrieben Aspirin gegen die Kopfschmerzen und psychologische Behandlung wegen der verschiedenen psychischen Probleme. Da dieser klinische Ansatz jedoch nach zwei Jahren noch keine nennenswerte Besserung gebracht hatte, beschlossen die Eltern des Mädchens, es mit der Naturmedizin zu versuchen.

Definition der Modalitäten, Umstände und Merkmale der Symptomatik:

Die Pathologie trat zum ersten Mal auf, als das Mädchen in die Schule kam; die Kopfschmerzen waren meist auf die Stirn beschränkt. Es traten rezidivierende Anfälle im Abstand von ca. einer Woche auf. Die Schmerzen beginnen vor allem abends und bessern sich nachts im Schlaf etwas.

In der Schule bestehen zahlreiche Probleme: dem Mädchen fällt es sehr schwer, Zusammenhänge zu verstehen, und es ermüdet leicht. Die Beziehung zu Klassenkameraden ist schlecht, sie kommt nicht gut mit ihnen aus. Die anderen machen sich über sie lustig, weil sie häßlich ist.

Sie ißt viel und unmäßig, stopft sich oft mit Süßigkeiten, Chips etc. voll.

Sie hat zahlreiche Gesichts-Tics.

Im Gesicht hat sie einige große Pickel, die Lymphknoten am Hals sind geschwollen. Bevor sie zur Schule ging, litt sie unter Wucherungen, wurde aber wegen der geringen Häufigkeit von Otitis, Rhinitis etc. nicht operiert.

Modalitäten der Schwangerschaft:

Normale Schwangerschaft

Stillen:

Stillen und Flaschenernährung

Familienanamnese:

Vater:	Mutter:
Alter: 55	Alter: 48
Krankheiten: Fettsucht, Hypertension	Krankheiten: hormonelle Insuffizienz

Typische Familienkrankheiten:

- Stoffwechselkrankheiten:Hypercholesterinaemie
- Herz-Kreislaufkrankheiten: Herzinfarkt

Impfungen	Alter bei der Impfung	ggf. Reaktionen
Polio	3 Monate	Scheinbar gut vertragen
Tetanus/Diphth.	3 Monate	
Masern	1 Jahr	
Röteln	9 Jahre	

Allergien:

Möglicherweise beruhen die Kopfschmerzen auf einer Nahrungsmittelallergie. Deshalb wurde eine Suchdiät vorgeschlagen, jedoch ohne spezifische Reaktion.

Rezidivierende Erkrankungen:

Sie hat relativ selten Entzündungen und wird selten krank. Allerdings hat sie häufig Nasenkatarrhe mit festsitzendem Sekret, was m. E. die Gesichtstics bedingt.

Psychische Probleme:

- Sie ist unsicher, senkt beim Sprechen den Blick und leidet an Gesichts-tics. Sie bewegt ständig die Beine.
- Ihre Mutter ermahnt sie ständig, während der Vater sich permissiv und schwach verhält und häufig abwesend ist.
- Temperamentvolles, unterdrücktes Mädchen
- Dünnes, unharmonisches, ausgesprochen häßliches Mädchen.

Therapeutisches Protokoll

Tonico Injeel	Basis-Präparat 2–3mal pro Woche 1 Ampulle p.o.
Colocynthis Hom.	Neurovegetatives Sedativum Morgens und abends je 10 Tropfen
Tonsilla compositum	Steigerung der körpereigenen Abwehrkräfte Einmal wöchentlich 1 Ampulle p.o.
Spigelon	Symptomatische Behandlung von Kopf-schmerzen; 3–4mal täglich 1 Tablette

Alle nachfolgend aufgeführten Arzneien wurden einmal alle fünf Tage abends oral verabreicht (in den Mund gespritzt).

Mercurius sol. Injeel	Konstitutionsmittel, auch gut gegen Nasenkatarrh
Calcium phosphoricum Injeel	Kopfschmerzen bei Schulkindern
Agaricus Injeel	Tics und nervlich bedingte Hypersen-sibilität
Zincum valerianicum Injeel	Unruhe
Luesinum Injeel	Familiäre Disposition zu Bluthoch-druck und Diabetes
Toxoplasmose Nosode Injeel	Spätentwicklung bei Kindern, Kopf-schmerzen
Natrium pyruvicum Injeel	Hyporeaktivität, Toxin-Kumulation
Cerebrum totalis suis Injeel	Stimulation der geistigen Aktivität

Die Therapie wurde drei Monate lang durchgeführt und bewirkte ein fast vollständiges Verschwinden der Kopfschmerzen. Der Allgemeinzustand besserte sich, das Mädchen sieht auch besser aus. Die Schulprobleme sind inzwischen praktisch ausgestanden, aber nunmehr hat sich der Fa-milienkonflikt mit der ängstlichen, unterdrückenden Mutter und dem abwe-senden, permissiven Vater verschärft. Sie hat keine Gesichtstics mehr.

Ich empfehle, die Therapie mit kleinen Änderungen bis zum Ende der Schulzeit beizubehalten. Sie wird dann zu einer gründlicheren Beurteilung der psychischen Situation wiederkommen, und ich hoffe, daß ich auch ihre Eltern, die inzwischen das Hauptproblem darstellen, werde medikamentös behandeln können.

Wichtige klinische Schwerpunkte in der Pädiatrie

Die Untersuchung einiger der häufigsten Kinderkrankheiten ist interessant, um mögliche spezifische Schemata zu erkennen. Allzu oft sind wir in der Homöopathie daran gewöhnt, Kinder wie Erwachsene zu behandeln und lediglich hin und wieder die Dosierung der Arzneimittel zu verändern, doch das ist nicht richtig. Kinderkrankheiten müssen für sich gesehen werden, und der therapeutische Ansatz ist vollkommen anders als bei Erwachsenen. Die jeweilige Entwicklungsphase der Organe, das endokrine Gleichgewicht und die Abwehr-Modalitäten sind bei Kindern völlig eigenständig. Die Homotoxikologie berücksichtigt moderne wissenschaftliche Erkenntnisse und empfiehlt bestimmte Arzneien und Strategien speziell für Kinder. Darüber hinaus besteht bei Kindern interessanterweise die Tendenz, daß sie in den verschiedenen von uns untersuchten Konstitutionsgruppen in unterschiedlicher Weise auffällig werden, darüber hinaus sind bestimmte Konstitutionen besonders anfällig für bestimmte Krankheiten. Die Bedeutung der Konstitution ist im Kindesalter viel größer als im Erwachsenenalter, wenn toxische und psychosomatische Probleme das Bild fast vollständig verschieben.

Jede Krankheit kann bei jedem Kind auftreten und es ist unmöglich, ein präzises Schema zu erstellen, wie es in Medizin und Biologie eigentlich üblich ist. Wir können jedoch folgendes annehmen:

– Jede Krankheit manifestiert sich bei bestimmten Konstitutionen leichter bzw. schwerer und sieht jeweils anders aus;

– Die therapeutische Strategie für jede Krankheit ist unterschiedlich und muß die besondere psychophysische Konstitution des Patienten in Betracht ziehen;

– Jede Erkrankung eines bestimmten Konstitutionstyps kann mit einem oder mehreren für diese Konstitution typischen Präparaten behandelt werden. Das hauptsächliche Konstitutionsmittel und die grundlegende Nosode sind für einen Patienten dieser bestimmten Konstitution bei jeder Krankheit hilfreich, da sie die allgemeinen Abwehrmechanismen stärken. Interessanter wäre es noch, falls möglich, das Präparat und die Nosode dieser Gruppe zu geben, welche die größte Affinität und den stärksten Tropismus für auf das erkrankte Gewebe aufweisen.

– Für jede Krankheit gibt es spezifische Arzneimittel. Wir sollten davon die sinnvollsten auswählen, im Hinblick auf die Symptome des Patienten, die topographische Manifestation der Erkrankung und die spezifische Tendenz des Präparates, bei einer bestimmten Konstitution wirksam zu sein.

– Wissenschaftliche Kenntnisse über einen bestimmten klinischen Bereich sind wesentlich für den umsichtigen Homotoxikologen. Aus dieser Analyse können wir auf Basis der besonderen Merkmale der Krankheit einen Therapievorschlag ableiten, der die spezifische klinische Wirkung jedes homotoxikologischen Präparates berücksichtigt.

Allgemeine Überlegungen zum korrekten Ansatz bei pädiatrischen Erkrankungen

– Besonderheit der physiologischen und endokrinologischen Situation bei Kindern

– Wesentliche Bedeutung der Konstitution für das jeweilige Krankheitsbild bei Kindern

– Das allgemeine Präparat für die spezifische Konstitution wird dem Kind in jedem Fall beim vorliegenden Krankheitsbild helfen

– Für jede Krankheit und jedes Krankheitsbild stehen spezifische homöopathische/homotoxikologische Präparate zur Verfügung

– Wichtige Bedeutung der modernen wissenschaftlichen Beurteilung von Kinderkrankheiten

– Möglichkeit, therapeutische Protokolle für die wichtigsten klinischen Gruppen zu erstellen.

Schnupfen

Akute Viruserkrankungen der Atemwege gehören zu den am weitesten verbreiteten Krankheiten des Menschen und machen mindestens die Hälfte aller akuten Erkrankungen aus. Die höchste Inzidenz liegt bei Kindern unter 1 Jahr (6–8 Fälle pro Person pro Jahr), und die Prozentsätze bleiben bis zum Alter von 6 Jahren hoch, danach ist ein allmählicher Rückgang zu verzeichnen. In drei Vierteln der Fälle werden akute Atemwegserkrankungen durch Viren ausgelöst. Als Ursache wurden über 200 mit unterschiedlichen Antigenen ausgestattete Viren acht verschiedener Gattungen identifiziert. Solche Viruserkrankungen befallen überwiegend die oberen Atemwege, jedoch können Erkrankungen der unteren Atemwege auch epidemisch und vor allem bei Kleinkindern auftreten.

Diese Erkrankungen müssen sorgfältig ausgeheilt werden, da sie sich vor allem bei sehr kleinen Kindern zu Laryngitis, Bronchitis, Bronchiolitis und Pseudokrupp entwickeln können.

Die Basis-Präparate für diese Erkrankung sind:

Gripp-Heel

Traumeel

Bei üblichen Krankheitsformen und normaler Abwehrreaktion reicht es ggf., diese Präparate alternierend zu verabreichen.

Homotoxikologisches Protokoll bei Schnupfen

Gripp-Heel	Traumeel
Basis-Präparat	Geschwächte Kinder
Alle 2–3 Std. 1 Tabl.	Dreimal tägl. 1 Tabl.
Aconitum Hom.	Belladonna Hom.
Hochakute Formen	Fieber und Überempfindlichkeit
Alle 4–6 Std. 8 Tropfen	Alle 1–2 Std. 10 Tropfen
Grippe Nosode-Injeel	
Schwere Formen	
chronischer Verlauf	
Baptisia	Bewußtseinstrübung, ständiges Fieber
Bryonia	Langsamer Verlauf
Dulcamara	Naßkaltes Wetter
Gelsemium	Erschöpfungszustand, feuchtwarmes Wetter
Hepar sulfuris	Eiterneigung, trocken-kaltes Wetter
Spongia	Kaltes Wetter, Atemnot

Von diesen Präparaten: alle 6–8 Std. 1 Ampulle

Natrium oxalaceticum Injeel Schnupfenneigung

Acidum cis-aconiticum Injeel Überempfindlichkeit gegen Kälte, Wetterwechsel

Einmal wöchentlich 1 Ampulle direkt in den Mund geben

Mucosa nasalis suis Injeel Allgemeine Stimulation der lokalen Abwehrkräfte

Einmal wöchentlich 1 Ampulle direkt in die Nase

Mucosa compositum Anregung der Abwehr bei Schleimhauterkrankungen

Grippe

Grippe ist eine akute Atemwegserkrankung aufgrund einer Infektion mit Grippeviren. Die Krankheit befällt die oberen und/oder unteren Atemwege und geht oft mit systemischen Symptomen wie Fieber, Kopfschmerzen, Muskelschmerzen und Schwäche einher.

Diese Krankheit, die unterschiedlich lang andauernd und schwer sein kann, bricht praktisch in jedem Winter aus, oft mehrfach im Laufe desselben Winters. Die Erkrankung bedingt eine erhebliche Morbidität in der Gesamtbevölkerung und eine erhöhte Mortalität bei Hochrisikopatienten, insbesondere aufgrund pulmonarer Komplikationen. Kinder, vor allem Kleinkinder, müssen als Hochrisikopatienten eingestuft und sehr sorgfältig behandelt werden, da es bei ihnen nach dieser manchmal unterschätzten Erkrankung schnell zu schweren Komplikationen kommen kann.

Die klinische Manifestation der Krankheit und der therapeutische Ansatz sind bei Säuglingen und älteren Kindern unterschiedlich:

Grippe bei Säuglingen

Säuglinge haben nur selten die klassischen Grippesymptome, die Infektion mit Grippeviren zeigt sich meist in Form einer Laryngotracheitis, Bronchiolitis, Bronchitis oder Pneumonie. Meist ist das Fieber hoch und setzt plötzlich ein, so daß auch eine Sepsis in Betracht käme. Das Auftreten von Nasensekreten hilft jedoch, die korrekte Diagnose zu stellen.

Grippe bei älteren Kindern

Bei älteren Kindern sind die Symptome ähnlich wie beim Erwachsenen. Die Krankheit setzt meist plötzlich mit hohem Fieber, Gesichtsrötung, Kopfschmerzen, Husten, Muskelschmerzen und Schüttelfrost ein. Viele Patienten leiden unter Pharyngitis, Augensymptomen und verstopfter Nase. Die Symptome halten meist 2–3 Tage an, danach kommt es für 4–10 Tage zu Rhinitis und Husten. Etwa 10% der erkrankten Kinder entwickeln eine Lungenentzündung.

Homotoxikologisches Protokoll bei Grippe

Aconitum Homaccord	Traumeel
Basis-Präparat	Ergänzendes Präparat
6–10 Tropfen alle 2–3 Std.	2–3mal tägl. 8–10 Tropfen bis zum Abklingen des Fiebers
Arnica Heel	Sepsis-Symptome, Bewußtseinstrübung
	2–3mal tägl. 8–10 Tropfen
Echinacea compositum	Steigerung der Abwehrkräfte
	1 Ampulle in 1 Glas Wasser oder in ein Fläschchen geben und alle 4–6 Stunden 1 Teelöffel bzw. 20 Tropfen verabreichen
Gelsemium Hom.	Schwaches Fieber, Muskelschmerzen, lähmende Schwäche
	Dreimal tägl. 6–8 Tropfen
Dulcamara Hom.	Wunder Hals, Husten und Einsetzen bei Wechseln zu kaltem, regnerischem Wetter
Engystol-Coenzyme comp.	Vorbeugung
	Je 1 Ampulle in ein Glas Wasser oder ein Fläschchen geben und während Epidemien morgens und abends 1 Teelöffel bzw. 20 Tropfen verabreichen
Natrium sulfuricum Injeel	Vorbeugung bei naßkaltem Wetter
	Dosierung wie oben
Grippe Nosode-Injeel	Nachwirkungen einer Grippe, Vorbeugung von Komplikationen
	Zwei Wochen lang dreimal wöchentl. 1 Ampulle
	– in schweren, komplizierten, therapieresistenten Fällen als Nosoden in gleicher Dosierung verwenden:

	– Coxsackie-Virus A_9: gastrointestinale und respiratorische Symptome
	– Coxsackie-Virus B_4: neurologische Symptome
Selenium Hom.	Große Schwäche nach einer Grippe, der Patient ist empfindlich, schwach und leicht ermüdbar, fehlende Dynamik
Arsenicum alb. Injeel	Unruhe
Sulfur Injeel	Anhaltendes Fieber
Eupatorium perfol. Injeel	Erbrechen, Knochenschmerzen
Baptisia Injeel	Stupor, Kopfschmerzen, Erschöpfungszustand, wunder Hals, überall Schmerzen
Bryonia Injeel	Langwieriger Verlauf, Husten, Brustschmerzen beim Atmen
Camphora Injeel	Kollaps
Causticum Injeel	Muskelschwäche

Von allen o.a. Arzneien wird je 1 Ampulle in 1 Glas Wasser oder in ein Fläschchen gegeben; 1 Teelöffel bzw. 20 Tropfen davon 3–4mal tägl.

Carbo vegetabilis Injeel	Erschöpfungszustand nach Abklingen der Grippe
Ammonium carb. Injeel	Anhaltender Husten nach Abklingen der Grippe
Lycopodium Injeel	Unwillen zu Arbeiten nach Abklingen der Grippe
Kalium sulfuricum Injeel	Lockerer, katarrhalischer Husten nach Abklingen der Grippe
Avena sativa Injeel	Nervöse Erschöpfung nach Abklingen der Grippe

Von den o.a. Arzneien: tägl. 1 Ampulle bis zur Besserung

Ac. succinicum Injeel	Schwäche, Blässe, Anämie während oder nach der Grippe
Chinhydron Injeel	Nachwirkungen von Viruserkrankungen

Von beiden Präparaten: dreimal wöchentlich 1 Ampulle

Funicul. umbilic. suis Injeel	Allgemeine Stimulierung der viralen Abwehrmechanismen
Dreimal wöchentlich 1 Ampulle

Heuschnupfen

Etwa 10% aller Kinder leiden an Heuschnupfen; die Symptomatik manifestiert sich selten vor dem 4.–5. Lebensjahr. Meist handelt es sich um eine jahreszeitlich bedingte allergische Rhinitis, es kann aber auch eine ganzjährige Erscheinung mit jahreszeitlichen Verschlimmerungen sein.

Die Symptomatik bei Kindern umfaßt: geschwollene Nasenschleimhäute, wäßrige Sekretion, Niesen, Jucken der Nase, der Augen, der Kehle und der Ohren. Die Sekrete reizen die Augenlider und Nasenlöcher. Aufgrund der ständigen Mundatmung kann das Zahnfleisch anschwellen, es kann zur Bildung einer Landkartenzunge oder zu Fehlentwicklungen der Gesichtsknochen kommen.

Die allergische Rhinitis findet sich oft bei überempfindlichen Menschen mit familiärer Vorgeschichte ähnlicher oder verwandter Symptomatik und einer persönlichen Vorgeschichte weiterer Allergien in Form von Ekzemen, Nesselsucht und/oder Asthma.

In welcher Jahreszeit die Rhinitis auftritt, hängt vom Zeitraum des Pollenfluges der Pflanzen ab, auf die der Patient allergisch reagiert. Eine ganzjährige allergische Rhinitis tritt als Reaktion auf Allergene auf, die das ganze Jahr über vorhanden sind, beispielsweise das abgeschilferte Epithel tierischer Hautschuppen, chemische Stoffe, Staubanhäufungen zu Hause oder am Arbeitsplatz. Darüber hinaus kann bei vielen Patienten mit ganzjährig andauernder Rhinitis kein eindeutiger Nachweis eines bestimmten Allergens erfolgen.

Daß Allergene eher eine Rhinitis auslösen als Symptome der unteren Atemwege, hängt möglicherweise damit zusammen, daß sie aufgrund ihrer Größe in der Nase zurückgehalten werden, möglicherweise auch auf der geringeren Reizbarkeit der unteren Bronchialäste.

Homotoxikologisches Protokoll bei Heuschnupfen

Luffa Nasentropfen u. Luffa Tabletten	Basis-Präparat
	dreimal täglich 1 intranasale Applikation in akuten Fällen und zweimal täglich mindestens 20 Tage vor der Allergensaison 3mal 1 Tabl.

Natrium Homaccord	Grundpräparat 8 Tropfen abends über einen längeren Zeitraum
Mucosa compositum	Allgemeine Stimulation der Heilung und des Reaktionsvermögens der Nasenschleimhaut-Oberflächen. 2–3mal wöchentlich 1 Ampulle intranasal verabreichen
Galium Heel	Schwerer, therapieresistenter Heuschnupfen mit Verschlimmerungsneigung
Lymphomyosot	Stärkung der körpereigenen Abwehr und Vorbeugung von Schleimhaut-Hypertrophien

Von diesen beiden Präparaten müssen zur Entgiftung jeweils morgens und abends 8 Tropfen über einen längeren Zeitraum genommen werden.

Tuberculinum Injeel	Empfindlichkeit gegen Kälte und Wetterumschwung, Feuchtigkeit und Zugluft; reichliche Sekretion; Besserung an der frischen Luft
Psorinum	Empfindlichkeit und Angst vor Kälte und Wetterumschwung; geringe Sekretion, verstopfte Nase und Lösen von Schleim aus der oberen Nase
Medorrhinum	Starkes Jucken der Nase, reichliche Sekretion und Verstopfung der oberen Nase, Neigung zu Schwellungen.

Wöchentlich 1 Ampulle über einen längeren Zeitraum, als konstitutionelle Nosoden

Ambrosia Injeel	Reizung der Luftröhre und der Bronchien mit Asthma-Anfällen und giemendem Krampfhusten. Augenbrennen und -schmerzen mit Tränenfluß. Besonders sinnvoll bei Allergien im Spätsommer und Herbst.
Aralia racemosa Injeel	Große Empfindlichkeit gegen den kleinsten Luftzug, der Niesen oder Asthma auslösen kann. Besonders sinnvoll bei Frühlings-Allergien
Arsenum jodatum Injeel	Allergien aufgrund herabgesetzter Abwehrkräfte

Arundo maurit. Injeel	Jucken von Nase, Gaumen u. Augen
Cepa Injeel	Reizung erzeugende Nasensekrete und wäßrige Augensekrete; Verschlimmerung in warmen Räumen und gegen Abend, Besserung an der frischen Luft.
Euphrasia Injeel	Häufiges Niesen, wäßriges Nasensekret, Wundsein und Reizung verursachendes Augensekret; Verschlimmerung in warmen Räumen, gegen Abend und durch Licht, Besserung an der frischen Luft. Allergische Konjunktivitis.
Luffa operculata Injeel	Schnupfen, Heuschnupfen
Sanguinarinium nitricum Injeel	Wundsein und Reizung verursachendes Nasensekret, nachts verstopfte Nase und häufiges Niesen mit reichlicher Sekretion unter dem Einfluß von kalter Luft und Wind. Gefühl, die Kehle sei zugeschnürt und brenne. Neigung zu Schleimhautschwellungen. Sekretion im Nasen-Rachenraum mit festsitzendem Sekret.
Sabadilla Injeel	Reichlich wäßriger, spasmodischer Schnupfen mit häufigem Niesen; verstopfte Nase trotz Sekretion; Patient sehr empfindlich gegen Kälte, Besserung an warmer Luft. Verschlimmerung im Freien, insbesondere beim Einatmen von Blumendüften.
Wyethia Injeel	Pharyngitis, trockener und juckender Nasen-Rachenraum mit ständigem Räuspern.
Yerba santa Injeel	Heuschnupfen in Verbindung mit schwerem Bronchialasthma.

Alle oben genannten Präparate sollten in der akuten Phase wöchentlich dreimal in die Nase eingesprüht werden, als Prophylaxe mindestens drei Monate lang einmal pro Woche.

Natrium pyruvicum Injeel	Heuschnupfen infolge durchgemachter Krankheit oder Operation (Mandel- oder Blinddarmoperation) oder aufgrund suppressiver Pharmaka (Antibiotika, Kortison)

Acidum cis-aconiticum Injeel	Vor allem indiziert bei Heuschnupfen sehr kleiner Kinder und überempfindlicher Menschen. Empfindlichkeit gegen Temperaturschwankungen.
Acidum citricum Injeel	Jahreszeitlicher Heuschnupfen mit typischer Verschlimmerung bei warmem Wetter.
Acidum α-ketoglutaricum Injeel	Geringe Sekretion.
Baryum oxalsuccinicum Injeel	Neigung zur Schwellung bei Hypertrophie der Nasenmuscheln, Polypen etc.

Alle oben genannten Präparate müssen in der akuten Phase dreimal wöchentlich gegeben werden, als Prophylaxe einmal wöchentlich.

Hydrochinon Injeel	Geringe Sekretion bei starker Atemnot. Indiziert bei Kindern, die Rauch oder verschmutzte Luft einatmen und deren Schleimhäute in schlechtem Zustand sind.
Para-Benzochinon Injeel	Mittel der zweiten Wahl bei Persistieren der Symptome nach Gabe von Mitteln der ersten Wahl. Reichlich Schleim und Schwellneigung.
Histamin D200	Abschwächung der klinischen Manifestationen der Allergie

Chinone und Histamin sollten einmal pro Woche verabreicht werden.

Sinusitis

Eine Sinusitis ist eine Entzündung der Schleimhautauskleidung einer oder mehrerer Nasennebenhöhlen. Sie tritt in der Kindheit häufig als Komplikation von Erkältung und Heuschnupfen auf. Kinder mit angeborenen Herzfehlern, Mukoviszidose und Immunschwäche sind überdies verstärkt anfällig für diese Erkrankung. Oft sind Pneumokokken und Klebsiella Auslöser der Sinusitis im Kindesalter.

Die Kieferhöhlen (Siebbein- und Keilbeinhöhlen) sind bei der Geburt bereits vorhanden, während die Stirnhöhle sich erst im Alter von ca. 1 Jahr bildet und sich erst ab dem 10. Lebensjahr mit Luft füllt.

Das klinische Bild der Sinusitis bei Kindern umfaßt: persistierende schleimigeitrige Rhinorrhoe, nächtlichen Husten, verstopfte Nase, näselnde Stimme, Gesichts- und Kopfschmerzen.

Mittels Transillumination und Röntgenuntersuchung kann eine Verschattung der Nebenhöhlen nachgewiesen werden.

Zellgewebsentzündung der Augenhöhle

Dabei handelt es sich um eine Komplikation der Sinusitis, bei der Bakterien durch die Wand der infizierten Nebenhöhle in die Augenhöhle übertreten, insbesondere von den Siebbeinzellen ausgehend. Oft bestehen hohes Fieber, Schmerzen in der Augenhöhle, eine Einschränkung der Augenbeweglichkeit und ein vermindertes Sehvermögen. Die Komplikation tritt typischerweise bei kleinen Kindern unter 4 Jahren auf. Bei ihnen bestehen als Symptome hohes Fieber, geschwollene Lider, toxische Erscheinungen ohne Nachweis einer Sinusitis, eine verringerte Sehfähigkeit und Augenmuskellähmung.

Homotoxikologisches Protokoll bei Sinusitis

Euphorbium compositum Nasentropfen S	Basis-Präparat Mindestens 20 Tage lang dreimal tägl. 1 nasale Applikation
Naso-Heel	Spezifisches entzündungshemmendes Präparat für subakute u. chronische Zustände Dreimal tägl. 10 Tropfen
Traumeel	Allgemeines entzündungshemmendes Präparat, sinnvoll im Frühstadium Tägl. 1 Ampulle intranasal
Mucosa compositum	Allgemeine Stimulation der Heilung und der Abwehrkräfte der Nasenschleimhaut; 2–3mal wöchentl. 1 Ampulle intranasal
Osteomyelitis Nosode Injeel	Wenn Schmerzen als Hauptsymptom auftreten
Sinusitis Nosode Injeel	Spezifische Nosode für diese Erkrankung, wird beim chronischen Verlauf angewendet
Polypus nasalis Injeel	Bei Anschwellen/Hyperplasie der Nasenschleimhaut

Diese Nosoden können dreimal bis einmal pro Woche bei chronischen Formen angewendet werden.

Cinnabaris Injeel	Dumpfe Schmerzen an der Nasenwurzel mit Ausstrahlung in das Gesicht
Eupatorium perfol. Injeel	Augenschmerzen nach Grippe-Erkrankung
Hydrastis Injeel	Reichliches, dickes, gelbes Sekret bei geschwächten Kindern
Kalium bichr. Injeel	Dickes, gelblichgrünes Sekret, verstopfte Nase
Kalium sulfuricum Injeel	Verstopfte Nase, Besserung an der frischen Luft, gelbes Sekret
Kalium jodatum Injeel	Gefühl der Verstopfung an der Nasenwurzel
Mezereum Injeel	Kieferhöhlenentzündung in Verbindung mit Zahnproblemen
Pulsatilla Injeel	Verstopfte Nase mit morgendlichem gelbem Schleim
Sabadilla Injeel	Sinusitis im Zusammenhang mit Heuschnupfen mit häufigem Niesen
Silicea Injeel	Sinusitis bei Kindern mit rezidivierendem chronischem Schnupfen
Sticta Injeel	Verstopfte Nase und Sinusitis mit allergischer Beteiligung
Thuja Injeel	Sinusitis, Verschlimmerung bei naßkaltem Wetter

Von allen genannten Präparaten wird in der akuten Phase täglich, bei chron. Erkrankung wöchentlich 1 Ampulle intranasal verabreicht.

Mucosa nasalis suis Injeel	Reaktive Stimulation der Schleimhautoberflächen der Nase und der Nasennebenhöhlen. Vor allem sinnvoll bei chronisch therapieresistenten Fällen.

Einmal wöchentlich 1 Ampulle.

Asthma

Asthma ist eine reversible Obstruktion der kleinen und großen Atemwege aufgrund einer Überempfindlichkeit gegen bestimmte Reize. Die Krankheit tritt intermittierend auf mit rezidivierenden Hustenepisoden und erschwerter Atmung. An Asthma leiden 5–10% der Kinder, die erste Episode tritt meist vor dem 4.–5. Lebensjahr auf. Asthma ist die wichtigste und häufigste chronische Lungenerkrankung im Kindesalter und bedeutet für die Kinder selbst und ihre Angehörigen großen Streß wegen des akuten, dramatischen klinischen Bildes.

Die drei pathogenetischen Faktoren bei Asthma sind: Kontraktion der glatten Muskulatur, Ödem und Entzündung der Schleimhaut-Oberflächen mit Bildung von dickem, viskösem Sekret.

Vor allem kleine Kinder sind anfällig für Asthma; denn sie haben

– kleine Atemwege mit wenigen kollateralen Luftwegen zwischen den Alveolen
– eine geringe Elastizität der Lungen und eine noch schwache glatte Bronchialmuskulatur
– relativ hyperplastische Schleimhautdrüsen.

Homotoxikologisches Protokoll bei Asthma

Tartephedrel	Basis-Präparat bei Asthma im Kindesalter. Katarrhalische Sekretion, Husten, insbesondere mit Dyspnoe und Verschlimmerung bei naßkaltem Wetter. 3–4mal tägl. 8 Tropfen
Husteel	Trockener Husten, akute Anfälle spasmodischer Dyspnoe 3–4mal täglich 8 Tropfen, bei akuten Anfällen bis zu 8 Tropfen alle 15 Minuten; jedoch höchstens über einen Zeitraum von 2 Stunden
Pulsatilla compositum	Starke Sekretion, lockerer Husten bei Patienten, die allopathische Medikamente wie Kortison oder Antibiotika einnehmen. Dreimal wöchentlich 1 Ampulle
Spascupreel	Große Schwierigkeiten beim Abhusten von Bronchialsekret; spasmodisches Asthma. Vor allem bei Neugeborenen indiziert. Bei akuten Formen 1 Suppositorium alle 3–6 Stunden, bei chronischen Formen 1 Supp. beim Zubettgehen, während des Anfalls alle Viertelstunde 1 Tablette bis zum Abklingen; jedoch höchstens über einen Zeitraum von 2 Stunden

Drosera Homaccord	Trockener spastischer Husten und Dyspnoe mit nächtlichen Anfällen. Besonders indiziert bei Kindern und in Verbindung mit Spascupreel. Zur Vorbeugung nächtlicher Anfälle ist oft folgende Dosierung sinnvoll: 10 Tropfen Drosera Homaccord plus 1 Tablette Spascupreel. Bei akuten Formen alle 6–8 Stunden 8 Tropfen bzw. bei Rezidiven beim Zubettgehen.
Antimonium arsenicosum Injeel	Rasselnder Husten mit Röcheln in der Brust und sehr wenig dickem Auswurf. Indiziert bei kleinen Kindern mit Bronchiolitis
Aralia racemosa Injeel	Asthma abwechselnd mit Schnupfen, Atemnot und Husten nach dem Einschlafen mit geringem Abhusten, Giemen und Pfeifgeräuschen in der Brust.
Arsenicum album Injeel	Asthma mit Verschlimmerung bei Erkältungen, Gerüchen, Rauch, Lachen, Bewegung, vor allem Treppensteigen. Anfälle in der ersten Nachthälfte, möglicherweise in Verbindung mit unterdrücktem Hautausschlag
Ipecacuanha Injeel	Dyspnoe, Verschlimmerung durch Bewegung und Kälte, unablässiges Husten bis zum Erbrechen, kalter Schweiß an Händen und Füßen, häufig bei Verbindung zwischen Asthma und Hauterkrankungen.
Kalium carbonicum Injeel	Nächtliche Anfälle, mühsames Abhusten geringer Massen, die spontan beim Husten ausgespuckt werden. Empfindlichkeit gegen Kälte, Zugluft und atmosphärische Veränderungen.
Natrium sulfuricum Injeel	Folgen kalten oder regnerischen Wetters. Anfälle frühmorgens und abends mit lockerem Husten und reichlich grünlich-gelbem Auswurf; bei Auskultation Rasseln und Röcheln in der Brust.
Rumex Injeel	Folgen von Erkältung mit trockenem Husten, Verschlimmerung nachts und durch kalte Luft.

Sambucus migra Injeel	Dyspnoe, Giemen bei Auskultation, Schwitzen am Körper, Unfähigkeit zu sprechen und erstickender Husten, der sich im Liegen verschlimmert.

Von allen oben aufgeführten Präparaten wird in akuten Phasen abends 1 Ampulle gegeben, bei chronischer Erkrankung wöchentlich 1 Ampulle

Asthma Nosode Injeel	Spezifische Nosode, sollte immer eingesetzt werden.
Bacillinum Injeel	Geschwächte Kinder mit rezidivierenden Atemwegserkrankungen 1–3mal wöchentlich 1 Ampulle
Acidum cis-aconititicum Injeel	Spezifisches Präparat für allergische Kinder; plötzliche, heftige Anfälle mit trockenem, schmerzhaftem Husten
Acidum citricum Injeel	Heuschnupfen-Asthma in Verbindung mit allergischer Rhinitis 1–3mal wöchentlich 1 Ampulle
Bronchus suis Injeel	Indiziert bei Asthma mit schwerer Bronchitis einmal wöchentlich 1 Ampulle

Koliken

Fast 10–15% der Kinder haben chronische Bauchschmerzen; ein unbekannter Prozentsatz dieser Kinder leidet an einer Lactose-Unverträglichkeit, andere haben psychosomatische Probleme und die Schmerzen beruhen vermutlich auf einer gestörten Darmmotilität. Bei den meisten dieser Patienten liegt keine organische Ursache vor, trotzdem sind zahlreiche weitere Symptome zu beobachten, beispielsweise Blässe, Übelkeit, Kopfschmerzen, Erbrechen, Müdigkeit oder Diarrhö. 30% dieser Kinder leiden an Schlafstörungen, Alpträumen und Bettnässen. Die Schmerzanfälle stehen häufig im Zusammenhang mit Veränderungen der Umgebung, Schulschwierigkeiten, Prüfungen, dem Tod der Eltern, Konflikten mit Geschwistern, einer angespannten familiären Situation etc. Bei sehr kleinen Kindern können Koliken auch mit einer Zöliakie, Parasitose oder Gastroenteritis zusammenhängen.

Homotoxikologisches Protokoll bei Koliken

Spascupreel	Basis-Präparat bei Koliken im Kindesalter 3–4mal tägl. 1 Supp. in akuten Fällen, bei nächtlichem Auftreten abends zu verabreichen

Vomitusheel	Speziell für Neugeborene mit Schwierigkeiten bei der Milchverdauung 3–4mal tägl. 3–8 Tropfen, die auch mit der Flaschennahrung gegeben werden können.
Viburcol	Koliken im Nabelbereich bei Säuglingen Bei Bedarf 1 Supp. vor dem Schlafen
Nux vomica Homaccord	Koliken mit spasmodischer Verstopfung, Meteorismus, Leberfunktionsstörung. 3–4mal tägl. 8 Tropfen bei akuten Formen bzw. im Wiederholungsfall abends
Veratrum Homaccord	Koliken mit Diarrhö, Blässe, Erschöpfung Alle 1–2 Stunden 8 Tropfen bei akuten Formen bzw. im Wiederholungsfall beim Zubettgehen
Asthma Nosode Injeel	Spezifische Nosode, die jeweils bei Wiederauftreten der Kolik gegeben werden sollte. 2–3mal wöchentl. 1 Ampulle
Bacterium lactis aerog. Injeel	Gestörte Darmflora Einmal wöchentl. 1 Ampulle
Majorana Injeel	Kolik mit Flatulenzen bei reizbaren Kindern
Plumbum ac. Injeel	Schwere Koliken, vom Nabel in alle Richtungen ausstrahlend
Senna Injeel	Koliken mit Flatulenzen und Verstopfung
Dioscorea Injeel	Koliken in der Nabelgegend mit Rückstau
Colocynthis Injeel	Schwere Koliken mit Flatulenzen und Diarrhö nach unreifen Früchten, Erkältungen, Gefühlsausbrüchen
Cuprum met. Injeel	Koliken mit Entzündung, Verschlimmerung durch kalte Getränke
Cocculus Injeel	Koliken nervösen Ursprungs mit Flatulenzen, Verlangen nach kalten Getränken
Magnesium phosph. Injeel	Krampfartige Schmerzen, Besserung nach heißen Umschlägen; Anhaltender Schluckauf mit Würgen; Beinkrämpfe

Von allen oben genannten Präparaten sollte 1 Teelöffel bzw. 20 Tropfen vom Inhalt einer Ampulle (in ein Glas oder in ein Fläschchen gegeben) bei akuten Formen alle 6–8 Stunden verabreicht werden, bei chronischen Fällen einmal wöchentlich.

Natrium oxalaceticum Injeel	Koliken, häufig mit chronischer Appendizitis
Acidum cis-aconiticum Injeel	Plötzliche, heftige Koliken, ausgelöst durch Nahrung oder Erkältungen bzw. nervös bedingte Fälle
Acidum α-ketoglutaricum	Koliken des Neugeborenen, Pyloruskrampf
Acidum fumaricum Injeel	Akute Formen, oft mit Appendizitis, Unverträglichkeit fetter Speisen
Sympathicus suis Injeel	Bei schweren rezidivierenden Formen; einmal wöchentlich.

Diarrhö

Diarrhöen, also die häufige Entleerung flüssiger Stühle, treten bei Kindern häufig auf und können sehr gefährlich sein. Wir müssen zwischen akuter und chronischer Diarrhö unterscheiden.

Akute Diarrhö

Eine akute Diarrhö kann durch Lebensmittelvergiftungen, eine Antibiotikatherapie oder virale bzw. bakterielle Infektionen ausgelöst werden. Rotaviren sind die häufigsten Erreger von Diarrhöen in den Wintermonaten, und diese Form geht oft mit Dehydratation und Erbrechen einher.

In Kindertagesstätten und auf Reisen ist vor allem Escherichia coli für epidemisch auftretende Diarrhöen verantwortlich. Salmonellen, Shigellen, Campylobacter, Yersinia enterolytica und Giardia lamblia kommen als weitere häufige Auslöser von Diarrhöen bei Kindern ebenfalls in Betracht.

Homotoxikologisches Protokoll bei akuter Diarrhö

Diarrheel	Basis-Präparat bei Diarrhö 1 Tabl. nach jedem Stuhlgang
Veratrum Homaccord	Schwere Formen der Diarrhö mit Blässe und Schwäche Alle 6–8 Stunden 8 Tropfen
Echinacea comp.	Stimulation der körpereigenen Abwehr bei infektiöser Diarrhö
Mucosa comp.	Stimulation des gastrointestinalen Gleichgewichts und der Verdauungsfunktionen

Diese beiden Präparate werden dreimal wöchentlich gegeben

Pyrogenium Injeel	Septische Diarrhö mit Fieber
	2–3mal wöchentlich 1 Ampulle
Arsenicum alb. Injeel	Dunkle, stark riechende Stühle, Erschöpfung, Lebensmittelvergiftung
Croton tiglium Injeel	Plötzlicher Stuhlgang, Herausschießen wäßrigen Durchfalls
Natrium carb. Injeel	Durch Milch ausgelöste Diarrhö
Oleander Injeel	Unverdaute Stühle, Flatulenzen
Podophyllum Injeel	Sommerdiarrhö, Zahnungsdiarrhö, morgendliche Diarrhö
Sorbus aucuparia Injeel	Diarrhö mit Schleimabgang, Bronchialkatarrh

Von allen oben genannten Präparaten wöchentlich 1 Ampulle

Acidum cis-aconiticum Injeel Plötzliche, heftige Diarrhö, ausgelöst durch Nahrung, Erkältung oder nervöse Gründe

2–3mal wöchentlich 1 Ampulle

Chronische Diarrhö

Chronische Diarrhö ist bei Kindern meist mit einer Unverträglichkeit von Milch- und/oder Sojaeiweiß verbunden. Wenn ein Kind beginnt, feste eiweißhaltige Nahrung zu sich zu nehmen, kann es zu Diarrhöen aufgrund einer Gluten-Überempfindlichkeit kommen (Zöliakie), so daß die meisten Getreide vom Speiseplan gestrichen werden müssen. Eine weitere schwerwiegende Ursache von Diarrhöen im Kindesalter kann die Mukoviszidose sein, die häufigste Pathogenese ist jedoch das Colon irritabile, das durch 5–6 Entleerungen pro Tag ohne allgemeine klinische Symptomatik gekennzeichnet ist.

Homotoxikologisches Protokoll bei chronischer Diarrhö

Diarrheel	Basis-Präparat bei Diarrhö
	Dreimal tägl. 1 Tablette
Leptandra compositum	Pankreasstörungen
Podophyllum compositum	Flatulenzen, Meteorismus
	8 Tropfen vor jeder Mahlzeit

| Echinacea compositum | Stimulation der körpereigenen Abwehrkräfte bei infektiösen Formen |
| Mucosa compositum | Stimulation des gastrointestinalen Gleichgewichts und der Verdauungsfunktion |

Diese beiden Präparate sollten dreimal wöchentlich verabreicht werden.

Bacterium proteus Injeel	Diarrhö bei Neugeborenen
Salmonella paratyphi Injeel	Übelriechende Stühle
Sutoxol Injeel	Vergiftungen bei Kindern, Unterdrückung der Diarrhö durch Pharmaka

Indizierte Nosode, 2–3mal pro Woche 1 Ampulle

Aloe Injeel	Diarrhö mit Schleimabgang, After nach der Entleerung schmerzhaft
Argentum nitr. Injeel	Nervöse, grünliche Diarrhö nach dem Essen, gefühlsbedingt
Chamomilla Injeel	Grünliche, stinkende Durchfälle mit Flatulenzen und Kolik; Zahnung
Colocynthis Injeel	Geleeartige Stühle nach zu geringer Nahrungs- oder Flüssigkeitsaufnahme, kolikartige Schmerzen
Gelsemium Injeel	Gefühlsbedingte Diarrhö
Natrium oxalaceticum	Diarrhö des Neugeborenen, Stuhl bewirkt Reizungen

Immuninsuffizienz im Kindesalter

Eine Immuninsuffizienz zeigt sich bei Kindern in einer erhöhten Anfälligkeit für Infektionen. Bevor wir jedoch die Krankheit eines Kindes einer Immunschwäche zuschreiben, müssen wir andere klinische Bilder, die ebenfalls zu Krankheiten prädisponieren, eindeutig ausschließen, so zum Beispiel Herzfehler, Mukoviszidose, Allergien und dergleichen.

Bei der klinischen Untersuchung stellt sich ein Kind mit Immunschwäche folgendermaßen dar: Blässe, Reizbarkeit, verringerte Muskel- und Fettmasse, verkleinerte Rachenmandeln, Ekzeme, Candidiasis der Schleimhäute und Hautoberfläche etc.

Eine Immuninsuffizenz kann bei Kindern erblich bedingt sein, in der Regel tritt sie jedoch sekundär auf und wird oft als idiopathisch eingestuft, selbst wenn es anhand einer homotoxikologischen Anamnese meist möglich ist zu verstehen, wie diese Erkrankung sich entwickelt hat. Das Verstehen der Pathogenese ist wesentlich für die Erstellung eines korrekten homotoxikologischen Behandlungsplanes für den individuellen Patienten.

Um eine korrekte homotoxikologische Stimulation des Immunsystems zu erreichen, muß berücksichtigt werden, welche Zellen dieses System bilden, und man muß die klinische Manifestation der Erkrankung im Kontext der spezifischen Funktionsstörung dieser Zellen sehen.

B-Lymphozyten
- rezidivierende Infektionen mit Pneumokokken, Haemophilus, Streptokokken
- rezidivierende Otitis, Sinusitis, Bronchopneumonie, Konjunktivitis, durch Giardia lamblia ausgelöste Diarrhö
- Pilz- oder Virusinfektionen (keine schweren Infekte)
- Immunglobuline im Serum erniedrigt
- Wachstumsverzögerung

T-Lymphozyten
- Rezidivierende Infektionen mit Pilzen, Mykobakterien, Viren und Bakterien mit geringer Virulenz
- Impfreaktion bei Verwendung lebender Viren oder BCG
- Hyporeaktivität
- Erhöhte Krebs-Inzidenz
- Chronische Diarrhö
- Wachstumsverzögerung
- Geringes Körpergewicht

Phagozyten – Bildung im Knochenmark, teilweise in anderen Organen (Leber, Nieren, Milz, Lymphknoten etc.)
- Rezidivierende Hauterkrankungen
- Abszesse verschiedener Organe
- Infektionen verschiedener Organe

Jede klinische Erkrankung, bei der ein Verdacht auf Beteiligung des Immunsystems besteht, sollte bei der Erstellung des generellen Therapieschemas berücksichtigt werden.

Homotoxikologisches Protokoll bei Erkrankungen im Rahmen einer Immuninsuffizienz

Engystol	Basis-Präparat bei Hyporeaktivität und Neigung zu Viruserkrankungen Etwa 3 Monate lang dreimal wöchentlich 1 Ampulle
Coenzyme compositum	Basis-Präparat bei Hyporeaktivität Etwa 3 Monate lang dreimal wöchentlich 1 Ampulle

Diese beiden Präparate ergänzen sich gut in ihrer Wirkung.

Echinacea compositum	Basis-Präparat zur Stimulation der körpereigenen Abwehrkräfte, insbesondere bei Neigung zu rezidivierenden Allgemeinerkrankungen (Tonsillitis, Otitis, Bronchitis…)
Tonsilla compositum	Allgemeine Stimulation der körpereigenen Abwehrkräfte, insbesondere bei lymphatischer Hyperplasie
Thyreoidea compositum	Tief wirksames Mittel bei Hyporeaktivität und Neigung zur Chronifizierung

Diese drei Präparate sollten 1–2mal wöchentlich gegeben werden.

Galium Heel	Renale Entgiftung
Lymphomyosot	Hepatische Entgiftung

Von diesen beiden Präparaten sollten morgens und abends je 8 Tropfen gegeben werden.

Klebsiella pneumoniae Injeel	Spezifische Nosode bei rezidivierenden Atemwegserkrankungen
Bacillinum Injeel	Bei mageren, rachitischen Kindern mit häufigen Katarrhen, Ekzemen, lymphatischer Hypertrophie
Morbillinum Injeel	Rezidivierende Bronchialerkrankungen mit starker Sekretion

Von diesen Nosoden sollte 2–3mal wöchentlich 1 Ampulle gegeben werden.

Conium Injeel	Nachwirkungen von Viruserkrankungen mit Hypertrophie der Lymphknoten
Phytolacca Injeel	Allgemeine Stimulation der Abwehrmechanismen
Phosphorus Injeel	Schutz von Leber, Herz und Nieren gegen degenerative Veränderungen und Virusinfekte bei Immunschwäche

Von diesen drei Präparaten wird wöchentlich 1 Ampulle gegeben.

Natrium pyruvicum Injeel	Hyporeaktivität aufgrund Toxin-Kumulation
Acidum succin. Injeel	Direkte Stimulation der Knochenmarkstätigkeit
Acidum α-ketoglutaricum	Nach akuten Viruserkrankungen oder toxischen Pharmaka
Baryum oxalsuccin. Injeel	Stimulation der Thymusfunktion, antidegenerativer Faktor

2–3mal wöchentlich 1 Ampulle

Funiculus umbil. suis Injeel	Neigung zu rezidivierenden Viruserkrankungen und degenerativen Krankheiten
Glandula thymi suis Injeel	Spezifische Stimulation der T-Lymphozyten, sinnvoll bei Hyporeaktivität, Pilzbefall und schwach virulenten Mikroorganismen
Medulla ossis suis Injeel	Spezifische Stimulation der B-Lymphozyten, sinnvoll bei anämischen Kindern mit rezivierenden Infektionskrankheiten

Über längere Zeit einmal wöchentlich 1 Ampulle

Ekzem

Der Begriff Ekzem (Dermatitis) bezeichnet ein Reaktionsmuster der Haut, das mit unterschiedlichen klinischen und histologischen Befunden einhergeht. Bei Kindern treten Ekzeme in vielfältigen Formen auf, die häufigste ist dabei die allergische Dermatitis.

Dabei handelt es sich um die Hautmanifestation eines allergischen Bildes; bei bis zu 70 % dieser Patienten wird in der Familienvorgeschichte über Asthma, Heuschnupfen oder Dermatitis berichtet. Allergieanfällige Personen weisen oft eine trockene, juckende Haut und abnorme Durchblutungsmuster der Haut auf. Die klinischen Erscheinungsformen verändern sich mit zunehmendem Alter; wir müssen im wesentlichen zwei Formen unterscheiden, für die unterschiedliche Therapieansätze gelten:

Ekzeme im Säuglingsalter (2 Monate bis 2 Jahre)

Entzündliche Flecken, Plaques mit Krustenbildung im Gesicht, am Hals, auf den Oberflächen der Streckmuskeln und in der Leiste. Vorherrschendes Symptom ist der Juckreiz, und viele der Hautbefunde sind auf Reiben und Kratzen zurückzuführen.

Als Basis-Präparate für diese Erkrankung werden meist folgende Mittel eingesetzt:

Psorinoheel
Sinnvoll bei schlecht heilenden Hauterkrankungen, insbesondere bei starkem Juckreiz und Lokalisation im Gesicht und am Kopf. Diese Zubereitung hat eine tiefe, nachhaltige Wirkung bei Säuglingen und berücksichtigt auch erbliche Faktoren, allergische Diathese und impfbedingte Probleme.

Graphites Homaccord
Sinnvoll bei Hauterkrankungen des Säuglings, insbesondere wenn das Kind typische Zeichen für eine Kalziumkarbonat-Konstitution aufweist. Das Kind ist oft hyporeaktiv, leidet an chronischer Verstopfung, neigt zu Übergewicht und Lymphdrüsenschwellung.

Sulfur Heel
Sinnvoll bei Säuglingen, bei denen immer der Juckreiz als wesentliche Manifestation der Dermatitis im Vordergrund steht.

Bei den Einzelpräparaten sind folgende Mittel als Begleitmedikation in der allgemeinen Therapie sinnvoll:

– Alumina Injeel
Wenn die Haut sehr trocken ist und atonische Verstopfung besteht.

– Croton tiglium Injeel
Wenn die Erscheinungen sich neben der typischen Lokalisation auf die äußeren Genitale ausdehnen und eine Neigung zu Diarrhö und Nahrungsmittelunverträglichkeiten besteht.

– Mercurius sol. Injeel
Bei schweren Krankheitsbildern mit Ulzeration und schlechtem Geruch der Haut.

Als spezifische Nosode ist am sinnvollsten:

– Psoriasis Nosode Injeel
Bei schweren chronischen Krankheitsbildern, wenn eine familiäre Neigung zu chronischen Hautkrankheiten besteht.

In schweren Fällen kann ein intermediärer Katalysator eingesetzt werden:

– Acidum cis-aconiticum
Sinnvoll bei überempfindlichen Kindern

– Acidum fumaricum
Sinnvoll, wenn die Erkrankung vermutlich durch Nahrungsmittel ausgelöst wird.

– Chinhydron Injeel
Sinnvoll, wenn die Pathogenese mit toxischen Pharmaka, Impfungen oder schweren Erkrankungen zusammenhängt.

– Cutis suis Injeel
Wichtig zur Stimulation der Hautreaktionen und des Heilungsprozesses.

Homotoxikologisches Protokoll bei Ekzemen des Neugeborenen

Psorinoheel	Sulfur Heel
Basis-Präparat	Hauptsymptom Juckreiz
5–8 Tropfen abends	Dreimal tägl. ½ Tabl.
Graphites Hom.	Lamioflur
Ekzeme bei phlegmatischen, fetten Babies	Ekzemen mit chronischem Katarrh
Morgens und abends je 5–8 Tropfen	Morgens 5 Tropfen

Psoriasis Nosode
Familiäre Disposition zu chronischen Hauterkrankungen

Alumina Injeel	Atonische Verstopfung
Croton tiglium Injeel	Ekzem an den äußeren Genitalen
Mercurius sublimatis corrosivus Injeel	Ulzeration, Eiterung

Von diesen Präparaten wird alle 5–7 Tage 1 Ampulle gegeben

Ac. cis-aconiticum Injeel	Allgemeine Überempfindlichkeit
Ac. fumaricum Injeel	Nahrungsmittelunverträglichkeit
Chinhydron Injeel	Geschwächte Kinder
Cutis suis Injeel	Allgemeine Stimulation der Abwehrmechanismen der Haut

In der Kindheit auftretende Form (4 bis 10 Jahre)

Dermatitis auf den Beugeseiten, insbesondere in der Ellbogenbeuge und in der Kniekehle; auch an Handgelenk, Hals und Gesicht kommen häufig Läsionen vor. In diesem Stadium können zudem folgende Symptome vorliegen: Blässe um den Mund, eine zusätzliche Hautfalte unter den Augen und verstärkte Handflächenzeichnung. Hautinfektionen mit Staphylococcus aureus treten häufig hinzu.

Die Basis-Präparate sind im wesentlichen die gleichen, lediglich die Dosierung weicht etwas ab. Sulfur-Heel ist allerdings in dieser Altersgruppe nicht so wichtig, weil der Juckreiz meist nicht als Symptom im Vordergrund steht; dagegen finden sich häufig Ekzeme bei geschwächten, schlaffen Kindern; sie sind einer Behandlung mit Abropernol gut zugänglich.

Was die Einzelpräparate angeht, so können im Rahmen der allgemeinen Therapie folgende Präparate zusätzlich gegeben werden:

– Antimonium crudum
Ekzeme bei Kindern, die viel und ungesunde Speisen essen, Magenstörungen haben und eine weiß belegte Zunge aufweisen. Das Ekzem ist meist um Nase und Mund lokalisiert.

– Berberis aquifolium
Trockenes Ekzem der Kopfhaut mit Ausbreitung über Gesicht und Hals.

– Cicuta virosa Injeel
Ekzem der Kopfhaut mit zitronengelben Krusten ohne Juckreiz.

– Mezereum Injeel
Wenige, aber stark juckende Bläschen mit späterer Krustenbildung.

– Oleander Injeel

Wenn das Ekzem überwiegend am Kopf und hinter den Ohren lokalisiert ist und mit geistiger Zurückgebliebenheit einhergeht.

– Petroleum Injeel
Wenn das Ekzem typischerweise im Winter auftritt.

Die sinnvollsten spezifischen Nosoden sind vermutlich:

– Pyodermie Nosode Injeel
Bei chronisch rezidivierenden Fällen mit Nässen und ungesunder Haut.

– Adeps suillus
Wenn Kinder zu häufig Schweinefleisch essen.

Als intermediäre Katalysatoren kommen in schweren Fällen folgende Mittel in Fage:

– Natrium pyruvicum
Sinnvoll bei allergischen Kindern mit Vergiftungserscheinungen.

– Acidum DL-malicum
Chronisches Ekzem mit Eiterneigung.

– Ubichinon Injeel
Sinnvoll bei Kindern mit gestörtem Lipidstoffwechsel, mit erhöhtem Cholesterinspiegel und allgemeiner Hyporeaktivität

– Cutis suis Injeel
Wichtig zur Stimulation der Hautreaktionen und des Heilungsprozesses.

Homotoxikologisches Protokoll bei Ekzemen im Kindesalter

Psorinoheel	Abropernol
Basis-Präparat	Geschwächte Kinder
Abends 10 Tropfen	Dreimal tägl. 1 Tabl.

Graphites Hom.	Lamioflur
Ekzem bei phlegmatischen,	Ekzem mit chron. Katarrh
fetten Kindern	Morgens 10 Tropfen
Morgens und abends	
10 Tropfen	

Pyodermie Nosode Injeel
Ekzem mit Impetigo

Antimonium cr.	Magenstörung
Berberis vulgasis	Harnwegsstörungen
Cicuta virosa	Kein Juckreiz, zitronengelbe Krusten
Mezereum	Juckende Bläschen

Oleander	Geistige Zurückgebliebenheit

Von all diesen Präparaten wird alle 5–7 Tage 1 Ampulle gegeben

Natrium pyruvicum Injeel	Allergien
Ac. DL-malicum Injeel	Eiterneigung
Ubichinon Injeel	Störung des Lipidstoffwechsels, Hyporeaktivität
Cutis suis Injeel	Allgemeine Stimulation der Abwehrmechanismen der Haut

Es handelt sich hierbei um ein oberflächliches Schema der mit Ekzemen in der Pädiatrie verbundenen Probleme, das sich in vielen Fällen als sinnvoll erweisen wird. Die Symptomatik des einzelnen Patienten muß jedoch immer wichtigster Anhaltspunkt sein. Sollte ein Symptom nicht in diesem Schema enthalten sein, muß es in den entsprechenden Abschnitten des Pädiatrischen Homotoxikologischen Verzeichnisses ermittelt werden.